rororo

rororo

TOM BOBSIEN

DATE NIGHT

ZEIT FÜR EUCH

ROWOHLT TASCHENBUCH VERLAG

Wichtiger Hinweis

Die Übungen und Informationen in diesem Buch wurden mit größter Sorgfalt erarbeitet. Alle Leser:innen sind jedoch aufgefordert, selbst zu entscheiden, ob und inwieweit sie die Anregungen in diesem Buch umsetzen wollen. Eine Haftung der Zwei Leben GmbH für Personen-, Sach- und Vermögensschäden ist ausgeschlossen.

Veröffentlicht im Rowohlt Taschenbuch Verlag,
Hamburg, Dezember 2023

Covergestaltung zero-media.net, München
Coverabbildung FinePic®, München
Layout Peter Hoffmann, Köln
Satz aus der New Century Schoolbook
Druck und Bindung CPI books GmbH, Leck
ISBN 978-3-499-01376-8

Die Rowohlt Verlage haben sich zu einer nachhaltigen Buchproduktion verpflichtet. Gemeinsam mit unseren Partnern und Lieferanten setzen wir uns für eine klimaneutrale Buchproduktion ein, die den Erwerb von Klimazertifikaten zur Kompensation des CO_2-Ausstoßes einschließt.
www.klimaneutralerverlag.de

FSC www.fsc.org
MIX
Papier | Fördert gute Waldnutzung
FSC® C083411

Danke, Rebecca, dass wir uns gegenseitig unterstützen und ein so gutes Team sind.

INHALT

BONUSÜBUNGEN

VORWORT

Wir waren für 17:30 Uhr bei der Liebesinsel im Stadtpark verabredet. Nach einem zweistündigen Spaziergang saßen wir zusammen im Restaurant und bestellten uns eine Pizza. Ihr Satz «Im Leben geht es doch darum, sich seinen Ängsten zu stellen und mutig zu sein» ist mir besonders in Erinnerung geblieben. Es war ein wunderschönes erstes Date.

Zwei Jahre und viele Date Nights später kann ich sagen: In dieser Welt eine Beziehung zu führen, ist nicht immer leicht. Wir leben in einer hektischen Zeit, die angefüllt ist mit Arbeit, Terminen und digitalen Ablenkungen. Manchmal vergessen wir zwischen allen Verpflichtungen, wie wichtig es ist, Momente der Verbundenheit zu schaffen, gerade weil unser Alltag oft so durchgetaktet ist.

Natürlich haben auch wir nicht immer Lust auf tiefgründige Gespräche. Doch ich glaube daran, dass es für uns wichtig ist, einander Raum zu geben und miteinander in Kontakt zu treten. Wenn wir einander offenbaren dürfen, wie es uns geht und was uns bewegt, sei es, was uns gerade Kummer oder auch Freude bereitet, finden wir uns selbst und zueinander. Genau darum geht's in diesem Buch.

Viel Spaß bei euren Date Nights!

DIE EINLADUNG

Schön, dass ihr dieses Buch zur Hand genommen habt. Auf den folgenden Seiten erwarten euch zehn ganz unterschiedliche Date Nights. In entspannter Atmosphäre nehmt ihr euch Zeit füreinander, stärkt eure Verbundenheit und kreiert einen Raum, in dem ihr Gedanken und Gefühle teilen könnt. Stellt euch auf Spaß, große Gefühle und erhellende Gespräche ein. Und wer weiß, vielleicht habt ihr am Ende dieses Buches euer Gegenüber noch einmal ganz neu kennengelernt.

Warum dieses Buch entstanden ist? Weil wir glauben, dass eine Beziehung wächst und an Tiefe gewinnen kann, wenn zwei Menschen offen und ehrlich miteinander kommunizieren, auch wenn es nicht immer leicht ist.

Eine Date Night ist nach unserer Definition eine Verabredung, die ihr als Paar ohne Ablenkungen und ganz bewusst miteinander verbringt. Gemeinsam unternehmt ihr etwas, das euch beiden entspricht, und tauscht euch über Themen aus, die euch bewegen.

Wir laden euch ein zu einer Reise in eure gemeinsame Vergangenheit. Ihr erinnert euch zurück an die Zeit, in der ihr euch kennengelernt und ineinander verliebt habt, holt eure Insider raus, reflektiert eure Beziehung, lernt euch besser oder noch einmal ganz neu kennen und schmiedet Zukunftspläne. Das geschieht mal auf eine humorvolle Art, mal anhand von Fragen, mal durch eine interaktive Übung. Eins ist sicher: Jede Date Night hält Überraschungen für euch bereit!

SO GEHT IHR VOR

Jede der zehn Date Nights ist individuell gestaltet. Wir wollen euch eine schöne Zeit in entspannter Atmosphäre bieten: Euch erwarten Fragen und Spiele zu den verschiedenen Facetten eurer Beziehung und eurem gemeinsamen Leben. Ihr braucht nicht mehr als euch beide, dieses Buch und einen Stift. Schon kann es losgehen. Die Fragen und Anregungen in diesem Buch leiten euch durch den Abend. Nehmt euch aber auch die Freiheit, eigene Fragen hinzuzufügen, dem Fluss eures Gesprächs zu folgen und erst später schriftlich festzuhalten, was ihr herausgefunden habt. Wenn dieses Buch ein Anstoß für neue Gespräche ist, habt ihr schon viel gewonnen.

Am Ende einer jeden Date Night verabredet ihr den nächsten gemeinsamen Abend. Überlegt euch, worauf ihr Lust habt: Macht ihr es euch lieber zu Hause bei einem Glas Wein gemütlich, oder mögt ihr es gesellig in eurer Stammkneipe? Vielleicht packt ihr auch die Picknickdecke ein, und es geht raus in den nächsten Park. Was braucht ihr, um euch aufeinander einlassen zu können? Zeit, einen Ortswechsel, einen Babysitter ... Das entscheidet ihr gemeinsam. In welchem Rahmen eure Date Nights stattfinden, bleibt also ganz euch überlassen. Hört auf eure Bedürfnisse.

Wir empfehlen euch, für jede Date Night eine neue Verabredung einzugehen und euch nicht zu viel vorzunehmen. Lasst euch Zeit, denn potenziell steckt in jeder Frage oder Übung ein ganzes Gespräch. Macht Pausen. Wenn es euch zu viel wird oder ihr erschöpft seid, legt das Buch beiseite und vereinbart, wann ihr mit der Date Night fortfahren wollt. Sagt einander, was ihr braucht und euch voneinander wünscht. Findet Kompromisse. Es gibt für alles eine Lösung.

Selbstverständlich könnt ihr auch mehrere Date Nights an einem Abend machen, wenn ihr gerade im Flow seid. Bedenkt aber, dass ihr mehr von diesem Buch habt, wenn ihr einander zehn Date Nights schenkt.

DAS 1X1 DER GUTEN KOMMUNIKATION

Seid ihr bei einer Frage oder Übung nicht einer Meinung? Das ist super, denn hier steckt Potenzial, euer Gegenüber näher kennenzulernen und ein tiefes Verständnis füreinander zu entwickeln.

Dafür geben wir euch drei wichtige Impulse mit auf den Weg. Wir haben die Erfahrung gemacht, dass unsere Gespräche an Tiefe gewinnen und wir einander näherkommen, wenn wir diese Impulse in unserer Kommunikation berücksichtigen.

OFFENHEIT

Teilt eure Gedanken und Gefühle ehrlich mit. Auch wenn kurzfristig eine Reibung entstehen kann, wenn ihr unterschiedlicher Meinung seid, so wird eure Beziehung langfristig davon profitieren. Traut euch, Dinge, die euch umtreiben, auszusprechen und klar zu benennen.

RESPEKT

Nehmt einander ernst, kommuniziert auf Augenhöhe und respektiert die Gedanken und Gefühle eures Gegenübers. Lasst einander aussprechen und bewertet nicht.

VERSTÄNDNIS

Versucht, dem Ursprung der Gedanken oder Gefühle eures Gegenübers auf den Grund zu gehen, das schafft Klarheit. Seid neugierig, hört aktiv zu und zeigt einander euer Interesse, indem ihr gezielt nachfragt, wenn ihr etwas nicht verstanden habt oder mehr wissen wollt.

Aber vor allem: Gönnt euch ein wenig Leichtigkeit, lacht zusammen und schenkt einander im stressigen Alltag ein wenig Zeit zu zweit. Wir wünschen euch viel Freude bei euren Date Nights.

DIESES BUCH FÜLLEN

UND

ZUSAMMEN AUS.

EURE ERSTE DATE NIGHT

In der ersten Date Night schwelgt ihr in Erinnerungen, es gibt also viel zu erzählen.

WO FINDET EUER DATE STATT?

Wir empfehlen:

- [ ] Zu Hause
- [ ] Im Grünen
- [ ] Im Café
- [ ] Im Restaurant
- [ ] Euer Wunschort: ....

An welchem Datum?

Um welche Uhrzeit?

Was wollt ihr tun, um eine schöne Atmosphäre zu kreieren?

#1

DIE LIEBESREISE

EUER BENEFIT:

Während ihr in eure Erinnerungen eintaucht, darüber sprecht, wann ihr gemerkt habt, dass ihr ineinander verliebt seid, oder auch, wo ihr euch vor Freund:innen und Familie zum ersten Mal als Paar gezeigt habt, ist eines sicher: Längst vergessen geglaubte Momente leben wieder auf, und neue, interessante Details kommen ans Licht.

Die Phase, in der ihr euch ineinander verguckt habt, war eine aufregende Zeit. Ihr habt eine mehr oder weniger fremde Person kennengelernt, euch aufeinander eingelassen und irgendwann entschieden, eure Lebenszeit miteinander zu teilen.

In dieser Date Night schwelgt ihr in Erinnerungen: vom ersten Blickkontakt bis zu den Anfängen eurer Beziehung.

Liebe ist nur ein Wort, bis wir es mit Bedeutung füllen.

DER ERSTE BLICK

Wo habt ihr euch zum ersten Mal gesehen?

Was ging euch durch den Kopf, als ihr euer Gegenüber gesehen habt?

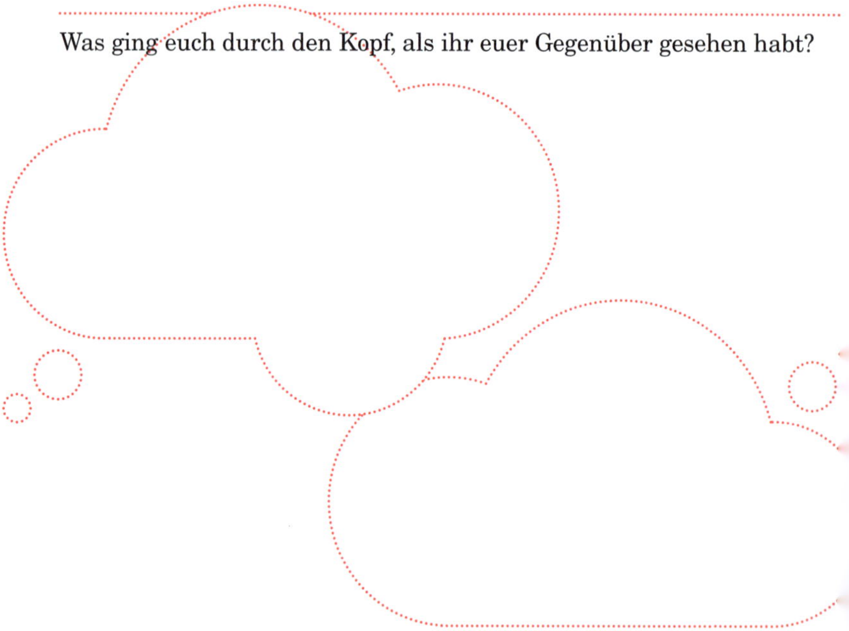

Wer hat den ersten Schritt gemacht? Was hast du geschrieben oder gesagt?

In welcher Lebensphase wart ihr, als ihr einander kennengelernt habt?

Was hätte passieren müssen, damit ihr euch nie getroffen hättet?

Wie habt ihr euer erstes Date vereinbart?

Wem habt ihr erzählt, dass ihr bald ein erstes Date habt? Was habt ihr gesagt?

DAS ERSTE DATE

Was habt ihr bei eurem ersten Date unternommen?

Wie habt ihr euch auf euer erstes Date vorbereitet?

Worüber habt ihr bei eurem ersten Date gesprochen?

Beschreibt, wie ihr einander beim ersten Date in Erinnerung habt.

Was ist euch von eurem ersten Date besonders in Erinnerung geblieben?

Wie habt ihr euch nach dem ersten Date gefühlt?

Habt ihr gleich nach dem ersten Date gespürt, dass ihr zusammenkommen werdet? Wenn ja: Woran habt ihr das festgemacht?

Jetzt, da ihr euch besser kennt: Was würdet ihr heute bei einem ersten Date unternehmen?

DAS NÄHERKOMMEN

Wann habt ihr euch zum ersten Mal geküsst? Wie ist es dazu gekommen?

Wie habt ihr es empfunden, euch im Prozess des Kennenlernens auf euer Gegenüber einzulassen?

Was war die erste kleine Aufmerksamkeit, die du deinem Gegenüber geschenkt hast?

Woran hast du bemerkt, dass dein Gegenüber in dich verliebt ist?

Was war euer schönstes Date?

Was war in der Anfangsphase die größte Herausforderung?

Welche Gemeinsamkeiten habt ihr in eurer Kennenlern-
phase entdeckt?

Wann und wie habt ihr euer Gegenüber eurem Umfeld vorgestellt?

DIE ANFÄNGE DER BEZIEHUNG

Welches Gefühl hattet ihr am Anfang eurer Beziehung am häufigsten?

Erinnert euch: Wie habt ihr euch gefühlt, als ihr euch das erste Mal eure Liebe gestanden habt?

Wohin hat euch euer erster gemeinsamer Urlaub oder längerer Ausflug geführt?

Woran erinnert ihr euch in diesem Zusammenhang besonders gerne zurück?

ZUSAMMENGEKOMMEN SIND WIR AM

JETZT SIND WIR SCHON

ZUSAMMEN.

ZURÜCK IM HIER UND JETZT

Welches Date aus den Anfängen eurer Beziehung würdet ihr gerne wiederholen und warum?

Was habt ihr Neues über die Anfänge eurer Beziehung erfahren?

EURE ZWEITE DATE NIGHT

In der zweiten Date Night wird es intimer.

WO FINDET SIE STATT?

Wir empfehlen:

- [ ] Zu Hause
- [ ] An einem ruhigen Ort
- [ ] Euer ungestörter Ruheort: ....

An welchem Datum?

Um welche Uhrzeit?

Was wollt ihr tun, um eine schöne Atmosphäre zu kreieren?

#2

GEFÜHLSLEBEN

EUER BENEFIT:

In dieser Date Night reflektiert ihr spielerisch über eure Beziehung, euer Sexleben und eure Bedürfnisse. Ihr erfahrt, wo ihr aktuell steht und was euer Gegenüber bewegt.

Wie fühlt ihr euch aktuell in eurer Beziehung? Seitdem ihr euch kennengelernt habt, ist sicher eine Menge passiert. Ihr habt viel zusammen erlebt, mehr über die Stärken und Schwächen eures Gegenübers herausgefunden, kennt eure Bedürfnisse und seid in einem gemeinsamen Alltag angekommen. Erinnert euch noch einmal an das 1 × 1 der guten Kommunikation, das wir euch auf Seite 12 und 13 des Buches an die Hand gegeben haben.

Liebe muss nicht perfekt sein, es reicht, wenn sie echt ist.

VERBINDUNGSCHECK

Womit seid ihr gedanklich gerade viel beschäftigt?

PERSON 1:	PERSON 2:

Was sind eure größten Gemeinsamkeiten?

Was sind eure größten Unterschiede?

Was war die größte Krise, die ihr jemals zusammen gemeistert habt?

Was habt ihr daraus für eure Beziehung gelernt?

Wenn ihr tiefe Gespräche führt: Was sind eure häufigsten Gesprächsthemen?

Worüber könnt ihr beide herzlich zusammen lachen?

Was bewunderst du an deinem Gegenüber?

Wofür bist du deinem Gegenüber besonders dankbar?

Was sind eure gemeinsamen Lieblingsmomente im Alltag?

Wann fühlt ihr euch miteinander verbunden?

Welche Verhaltensweisen eures Gegenübers treiben euch bisweilen zur Weißglut?

In welchen Bereichen eurer Beziehung stockt es aktuell?

Was lernt ihr beide voneinander in eurer Beziehung?

Was dürft ihr unbedingt weiterhin tun, damit ihr eine glückliche Beziehung aufrechterhaltet?

SINNLICHKEIT

Ihr könnt die folgenden Fragen im Gespräch oder schriftlich beantworten. Falls ihr es anders machen wollt: Nehmt euch ein paar Zettel zur Hand. Schreibt eure jeweiligen Antworten darauf. Wenn ihr mit der Beantwortung einer Frage fertig seid, haltet den Zettel gleichzeitig hoch und lest einander die Antworten vor.

Beende den Satz: Sex ist für mich …

Welches Adjektiv beschreibt dein Gegenüber am besten beim Sex?

Was sind deine erogenen Zonen?

Welche Frage über Sex wolltest du deinem Gegenüber schon immer mal stellen?

Mache deinem Gegenüber ein Kompliment über euer Sexleben.

Nenne eine Sexfantasie, die du mit deinem Gegenüber ausprobieren möchtest.

Erinnere dich an eure heißeste sexuelle Erfahrung und schreib diese auf.

Nenne einen Ort, an dem du gerne mal (wieder) Sex haben würdest.

LIEBEN UND GELIEBT WERDEN

In welchen Situationen fühlst du dich von deinem Gegenüber geliebt? Die folgenden Seiten füllt ihr beide jede:r für sich aus. Wählt unterschiedliche Symbole, um eure Antwort auf der Skala zu markieren. Sprecht im Anschluss über die Ergebnisse und verweilt kurz bei den Antworten, mit denen ihr nicht gerechnet habt. Tauscht euch darüber aus.

Wie wichtig sind dir Komplimente?

NICHT WICHTIG ⟷ SEHR WICHTIG

Wie wichtig sind dir materielle Geschenke?

NICHT WICHTIG ⟷ SEHR WICHTIG

Wie wichtig ist es dir, (emotional) unterstützt zu werden?

NICHT WICHTIG ⟷ SEHR WICHTIG

Wie wichtig ist dir Zeit zu zweit?

NICHT WICHTIG ↔ SEHR WICHTIG

Wie wichtig ist dir Intimität?

NICHT WICHTIG ↔ SEHR WICHTIG

Wie wichtig ist es für dich, dass dir dein Gegenüber aufmerksam zuhört?

NICHT WICHTIG ↔ SEHR WICHTIG

Gibt es eine Frage, die ihr auf diesen Seiten vermisst?
Hier ist Platz dafür:

NICHT WICHTIG ↔ SEHR WICHTIG

ZURÜCK IM HIER UND JETZT

Ihr habt sicherlich viel besprochen. Sucht euch einen eurer gemeinsamen Lieblingssongs aus und schaltet ihn ein.

Euer Song:

Welche Erkenntnisse habt ihr aus dieser Date Night mitgenommen?

EURE DRITTE DATE NIGHT

In der dritten Date Night geht es spielerischer zu.

WO FINDET EUER DATE STATT?

Wir empfehlen:

- [ ] Zu Hause
- [ ] In der Natur
- [ ] Euer Wunschort: ....

An welchem Datum?

Um welche Uhrzeit?

Was wollt ihr tun, um eine schöne Atmosphäre zu kreieren?

#3

SPIELEABEND

EUER BENEFIT:

Ihr lasst den Alltag hinter euch und lernt einander spielerisch und in lockerer Atmosphäre näher kennen. Spaß ist garantiert.

Handy und TV werden ausgeschaltet. Der Spieleabend steht bevor. Spiele bergen Konfliktpotenzial, bringen aber auch eine Menge Spaß. Darum geht es in dieser Date Night. Auf geht's!

Wenn dir jemand nicht mehr aus dem Kopf geht, gehört diese Person in dein Herz.

WAS WEISST DU ÜBER MICH?

Füllt aus, was ihr über euer Gegenüber zu wissen glaubt. Checkt danach eure Ergebnisse und schaut, ob ihr richtiggelegen habt. Verweilt bei den Antworten, die euch überraschen.

DIE FOLGENDEN SEITEN FÜLLT

FÜR

AUS.

Deine Spitznamen:

Das macht dich glücklich:

Deine Lieblingsgerichte:

Deine Lieblingsgetränke:

Deine Lieblingsfilme:

Deine Lieblingsserien:

Deine Vorbilder:

Deine Lieblingssportarten:

Deine besten Freund:innen:

Deine Traumberufe:

Deine Traumurlaubsorte:

Das bringt dich zum Lachen:

Diese Worte beschreiben dich am besten:

DIE FOLGENDEN SEITEN FÜLLT

FÜR

AUS.

Deine Spitznamen:

Das macht dich glücklich:

Deine Lieblingsgerichte:

Deine Lieblingsgetränke:

Deine Lieblingsfilme:

Deine Lieblingsserien:

Deine Vorbilder:

Deine Lieblingssportarten:

Deine besten Freund:innen:

Deine Traumberufe:

Deine Traumurlaubsorte:

Das bringt dich zum Lachen:

Diese Worte beschreiben dich am besten:

ENTWEDER ... ODER

Tragt auf den folgenden Seiten jeweils ein, was ihr eher mögt. Seid ihr oft der gleichen Meinung, oder unterscheiden sich eure Ansichten?

Sprecht im Anschluss über die Ergebnisse, die euch überrascht haben.

	PERSON 1	PERSON 2
	....	....
Kochen vs. bekocht werden?	☐ vs. ☐	☐ vs. ☐
Zu Hause bleiben vs. feiern gehen?	☐ vs. ☐	☐ vs. ☐
Freiheit vs. Sicherheit?	☐ vs. ☐	☐ vs. ☐
Stadtleben vs. Landleben?	☐ vs. ☐	☐ vs. ☐
Humor vs. Ernsthaftigkeit?	☐ vs. ☐	☐ vs. ☐
Gemeinsamkeiten vs. Gegensätze?	☐ vs. ☐	☐ vs. ☐
Näher am Fenster vs. näher an der Tür schlafen?	☐ vs. ☐	☐ vs. ☐

	PERSON 1	PERSON 2
	....	....
Früh aufstehen vs. später?	☐ vs. ☐	☐ vs. ☐
Sprach- vs. Textnachrichten?	☐ vs. ☐	☐ vs. ☐
Wäsche waschen vs. Geschirr spülen?	☐ vs. ☐	☐ vs. ☐
Süßigkeiten essen vs. süße Getränke trinken?	☐ vs. ☐	☐ vs. ☐
Haustiere vs. keine Haustiere?	☐ vs. ☐	☐ vs. ☐
(Weitere) Kinder vs. keine Kinder?	☐ vs. ☐	☐ vs. ☐
Strandurlaub vs. Städtetrip?	☐ vs. ☐	☐ vs. ☐
Musik vs. Podcast?	☐ vs. ☐	☐ vs. ☐
Karriere vs. Familie?	☐ vs. ☐	☐ vs. ☐
Valentinstag vs. Jahrestag?	☐ vs. ☐	☐ vs. ☐

WER MAG´S LIEBER?

Ihr könnt die folgenden Fragen im Gespräch oder schriftlich beantworten. Falls ihr es anders machen wollt: Nehmt euch jede:r einen Zettel und schreibt auf die Vorderseite euren Namen und auf die Rückseite den Namen eures Gegenübers. Wer mag es lieber? Haltet die für euch richtige Antwort hoch. Wie oft seid ihr einer Meinung?

	PERSON 1	PERSON 2
	....	....
Auto fahren	☐	☐
Witze erzählen	☐	☐
Schlafen	☐	☐
Pünktlich sein	☐	☐
Sauber machen	☐	☐
Disziplin aufbringen	☐	☐
Tanzen	☐	☐
Handwerken	☐	☐
Die Wohnung neu gestalten	☐	☐
Kekse/Kuchen backen	☐	☐

	PERSON 1	PERSON 2
	....	....
Romantische Gesten	☐	☐
Unter der Dusche singen	☐	☐
Spazieren gehen	☐	☐
Geschenke einpacken	☐	☐
Malen und zeichnen	☐	☐
Fotografieren	☐	☐
Diskutieren	☐	☐
Sich mit Finanzen beschäftigen	☐	☐
Sich schick machen	☐	☐
Anderen helfen	☐	☐
Den eigenen Willen durchsetzen	☐	☐
Sport treiben	☐	☐
Kreativ werden	☐	☐
Sich für die Umwelt einsetzen	☐	☐
Spontan sein	☐	☐

BEENDET DEN SATZ

Wir geben euch ein paar Sätze an die Hand, mit deren Hilfe ihr gemeinsame Zukunftsvisionen entwerfen könnt. Vervollständigt abwechselnd die folgenden Satzanfänge und sprecht im Anschluss über eure Antworten. Wenn ihr es spielerisch angehen wollt: Beendet den Satz, indem ihr abwechselnd je ein Wort sagt, bis eine:r von euch einen Punkt setzt.

In fünf Jahren werden wir …

Am liebsten würden wir sofort …

Wenn wir ein Restaurant zusammen hätten, nennen wir es …

Auf unserer nächsten Grillparty …

Wenn wir ein Buch schreiben würden …

Auf unserer eigenen Insel …

Wir glauben daran, dass …

Dieses Jahr werden wir noch …

ZURÜCK IM HIER UND JETZT

Gibt es ein Spiel, das ihr nach dieser Date Night mal wieder ausprobieren wollt?

Gibt es etwas, das ihr einander nach dieser Date Night noch sagen wollt?

EURE VIERTE DATE NIGHT

In der vierten Date Night geht es um Gesundheit.

WO FINDET EUER DATE STATT?

Wir empfehlen:

- [ ] Zu Hause
- [ ] In der Natur
- [ ] Im Café
- [ ] Euer Wunschort: ....

An welchem Datum?

Um welche Uhrzeit?

Was wollt ihr tun, um eine schöne Atmosphäre zu kreieren?

#4

EINE KLEINE AUSZEIT

EUER BENEFIT:

Ihr erfahrt, wie es eurem Gegenüber wirklich geht, reflektiert über Ernährung, Bewegung, Schlaf und eure mentale Gesundheit. Ihr besprecht, wie wichtig euch Zeit für euch selbst ist.

Für uns ist Gesundheit eine Mischung aus körperlicher, mentaler und seelischer Gesundheit. Dazu beitragen können ausreichend Bewegung und Schlaf, eine ausgewogene Ernährung und ein gesundes Selbstwertgefühl. Zuweilen verlieren wir diese Dinge aus dem Blick oder wissen gar nicht genau, wie es uns eigentlich geht. In dieser Date Night findet ihr heraus, wie es um eure Gesundheit steht, und gebt einander Raum, um über das eigene körperliche und seelische/mentale Befinden zu sprechen.

Pflege deine Beziehungen wie deine Gesundheit – mit Liebe und Aufmerksamkeit.

WIE GEHT ES DIR WIRKLICH?

Bei diesem Gesundheits-Check trägt jede:r für sich ein, wie es ihm / ihr geht. Wählt dazu verschiedene Symbole aus, um eure Antworten zu markieren. Im Anschluss könnt ihr über eure Ergebnisse sprechen.

Spüre in dich hinein. Wie geht es dir aktuell körperlich?

GAR NICHT GUT ⟷ SEHR GUT

Und geistig?

GAR NICHT GUT ⟷ SEHR GUT

Wie gehst du aktuell mit Stress um?

GAR NICHT GUT ⟷ SEHR GUT

Erinnere dich an die letzten zwölf Monate. Wie ging es dir gesundheitlich?

GAR NICHT GUT ⟷ SEHR GUT

ERNÄHRUNG

Welches Gericht steht bei euch sehr häufig auf dem Tisch?

Gibt es eine Ernährungsweise, die ihr gerne mal ausprobieren würdet?

Welche kulinarische Küche würdet ihr gerne mal testen?

Gibt es ein Gericht, das ihr euch von eurem Gegenüber wünscht?

BEWEGUNG

Was sind eure liebsten sportlichen Aktivitäten?

Welche Sportarten habt ihr bereits ausprobiert?

Welche Sportart würdet ihr gerne mal gemeinsam ausprobieren?

Mögt ihr es, zusammen spazieren zu gehen? Wo entlang könnte euch eine neue Route führen?

SCHLAF

Nehmt ihr euer Handy oder andere technische Geräte mit ins Bett? Wie lange beschäftigt ihr euch im Durchschnitt mit diesen Geräten?

Könnt ihr nachts durchschlafen, oder wacht ihr häufig auf? Wenn ja, woran liegt das?

Wie lange schlaft ihr pro Nacht? Reicht euch das?

Was macht ihr morgens direkt nach dem Aufstehen?

MENTALE GESUNDHEIT

Was entspannt euch?

Gibt es Angewohnheiten, die euch mental nicht guttun?

Welche Sorge treibt euch aktuell um?

Wie könnt ihr euch noch mehr Gutes tun?

ME TIME

Wie viel Zeit braucht jede:r von euch für sich allein?

Könnt ihr akzeptieren, wenn euer Gegenüber Zeit für sich braucht?

Was unternehmt ihr besonders gerne, wenn ihr Zeit
alleine verbringt?

Was würdet ihr gerne häufiger machen, wenn ihr alleine seid?

Welche der folgenden Aktivitäten würdet ihr gerne mal alleine unternehmen?

	PERSON 1	PERSON 2
	....	....
Wandern gehen	☐	☐
Ins Kino gehen	☐	☐
Ein Café oder Restaurant besuchen	☐	☐
Feiern gehen	☐	☐
Verreisen	☐	☐
Wellness	☐	☐
Ein Konzert besuchen	☐	☐
Kochkurs	☐	☐

Hier ist Platz für eigene Ideen:

DAS WAR DIE LÄNGSTE ZEIT, DIE WIR UNS NICHT GESEHEN HABEN …

IN DIESER ZEIT HABEN WIR TROTZDEM …

ZURÜCK IM HIER UND JETZT

Gibt es Dinge, die ihr noch nicht voneinander wusstet oder die euch heute überrascht haben?

Gibt es nach diesem Date etwas, das ihr für euer Wohlbefinden ausprobieren wollt? Sei es als Paar oder jede:r für sich?

EURE FÜNFTE DATE NIGHT

In der fünften Date Night geht es um eure Teamarbeit.

WO FINDET EUER DATE STATT?

Wir empfehlen:

- [ ] Zu Hause
- [ ] In der Natur
- [ ] Im Café
- [ ] Euer Wunschort: ....

An welchem Datum?

Um welche Uhrzeit?

Was wollt ihr tun, um eine schöne Atmosphäre zu kreieren?

#5

NUR IHR ZWEI

EUER BENEFIT:

Ihr werdet euch eurer eigenen Werte bewusst und lernt eure Stärke als Team kennen.

Ihr seid ein Team und handelt beide nach euren Überzeugungen, sodass es gilt, in Beziehungen Kompromisse zu finden. In dieser Date Night geht es darum, die Überzeugungen und Werte eures Gegenübers besser kennenzulernen. Ihr beantwortet die folgenden Fragen: Welche Lebensbereiche sind euch persönlich wichtig? Was ist euch als Paar aktuell wichtig? Was wollt ihr zu einer Priorität machen?

Gegenseitiger Support macht stark.

LEBENSBEREICHE

Wie wichtig sind dir die folgenden Lebensbereiche?
Kreuze eine Zahl von 1–10 an.

DIESE SEITE FÜLLT .... AUS.

1 = NICHT WICHTIG – 10 = SEHR WICHTIG

Ernährung	1	2	3	4	5	6	7	8	9	10
Sport	1	2	3	4	5	6	7	8	9	10
Schlaf	1	2	3	4	5	6	7	8	9	10
Familie	1	2	3	4	5	6	7	8	9	10
Beziehung	1	2	3	4	5	6	7	8	9	10
Freundschaft	1	2	3	4	5	6	7	8	9	10
Karriere	1	2	3	4	5	6	7	8	9	10
Finanzen	1	2	3	4	5	6	7	8	9	10
Freizeit	1	2	3	4	5	6	7	8	9	10

Gibt es einen Lebensbereich, dem du mehr oder auch weniger Energie widmen willst als bisher? Tauscht euch darüber aus, warum das so ist und wie du deinem Wunsch näher kommen könntest.

Wie wichtig sind dir die folgenden Lebensbereiche?
Kreuze eine Zahl von 1–10 an.

DIESE SEITE FÜLLT .... AUS.

1 = NICHT WICHTIG – 10 = SEHR WICHTIG

Ernährung	1	2	3	4	5	6	7	8	9	10
Sport	1	2	3	4	5	6	7	8	9	10
Schlaf	1	2	3	4	5	6	7	8	9	10
Familie	1	2	3	4	5	6	7	8	9	10
Beziehung	1	2	3	4	5	6	7	8	9	10
Freundschaft	1	2	3	4	5	6	7	8	9	10
Karriere	1	2	3	4	5	6	7	8	9	10
Finanzen	1	2	3	4	5	6	7	8	9	10
Freizeit	1	2	3	4	5	6	7	8	9	10

Gibt es einen Lebensbereich, dem du mehr oder auch weniger Energie widmen willst als bisher? Tauscht euch darüber aus, warum das so ist und wie du deinem Wunsch näher kommen könntest.

EURE WERTE ALS PAAR

Was ist euch als Paar aktuell wichtig? Tragt auf der Skala ein, was euch wichtig ist. Versucht, euch auf einen Wert zu einigen, und tauscht euch insbesondere über die Werte aus, bei denen eure Meinungen auseinandergehen.

NICHT WICHTIG ⟷ SEHR WICHTIG

Auf unsere Gesundheit achten

Andere Menschen unterstützen

Ein gutes Gehalt

Sparen

Großzügig sein

Ehrlich miteinander sein

Einander zu 100 % vertrauen können

NICHT WICHTIG ⟷ SEHR WICHTIG

Gemeinsam Abenteuer erleben

Immer wieder Neues ausprobieren

Freundschaften pflegen

Offen bleiben für neue Bekanntschaften

Zeit mit der Familie verbringen

Gemeinsam in Freiheit leben

Gemütliche Abende miteinander verbringen

Zusammen lachen und Dinge mit Humor nehmen

Spannende Diskussionen führen

NICHT WICHTIG ⟷ SEHR WICHTIG

Kreativität gemeinsam ausleben

Uns stetig weiterbilden

Im Haushalt Ordnung halten

Pünktlich und zuverlässig sein

Einander mit Respekt begegnen

Dinge tun, die sinnhaft sind

Spontane Ausflüge unternehmen

Naturverbunden leben

Traditionen pflegen

Listet nun einmal auf: Nach welchen Werten lebt ihr aktuell?

Seid ihr mit diesen Werten zufrieden, oder wollt ihr eure Werte noch mal überprüfen?

☐ **JA** ☐ **NEIN**

Welche Werte wollt ihr unbedingt beibehalten?

Welchen Werten wollt ihr weniger Aufmerksamkeit schenken?

Nach welchen Werten wollt ihr euren Alltag unbedingt häufiger ausrichten? Wählt drei Werte aus eurer Liste aus, die euch besonders wichtig sind.

1 ....

2 ....

3 ....

Warum sind euch diese drei Werte besonders wichtig? Nennt je drei Gründe, die euch motivieren, nach diesen Werten zu leben.

1 ....

2 ....

3 ....

Durch welche Taten könnt ihr diese drei Werte im Alltag ausleben?

WERT 1:

WERT 2:

WERT 3:

ZURÜCK IM HIER UND JETZT

Benennt eine Erkenntnis, die ihr aus dieser Date Night mitgenommen habt.

Womit wollt ihr als Paar mehr Zeit verbringen?

EURE SECHSTE DATE NIGHT

In der nächsten Date Night nehmt ihr eine Podcast-Episode auf.

WO FINDET EUER DATE STATT?

Wir empfehlen:

- [ ] Zu Hause
- [ ] Ruhiger Ort ohne Störgeräusche
- [ ] Euer Wunschort:

An welchem Datum?

Um welche Uhrzeit?

Was wollt ihr tun, um eine schöne Atmosphäre zu kreieren?

#6

AUF SENDUNG

EUER BENEFIT:

Ihr plant und realisiert gemeinsam ein Projekt und stärkt dadurch eure Verbindung. Ihr lernt euer Gegenüber und euch selbst besser kennen und schafft ein Erinnerungsdokument, das ihr euch immer wieder anhören könnt.

Habt ihr schon mal einen Podcast gehört? Oder habt ihr sogar schon einen Lieblings-Podcast? Ein Podcast ist eine Audio-Sendung. Das können Interviews, Hörspiele oder Gedanken zu einem Thema sein, die man mit Zuhörer:innen teilt. Der Begriff «Podcast» ist zusammengesetzt aus dem Wort «pod», was für «playable on demand» steht, und dem englischen Wort «cast», ein Teil von «Broadcast», was auf Deutsch «Sendung» heißt: Ein Podcast ist also eine Sendung, die ihr jederzeit abrufen könnt.

Heute laden wir euch zu einem Projekttag ein! Ihr nehmt einen Podcast auf und stellt einander Fragen zu eurer Geschichte. Nutzt dafür am besten das MP3-Aufnahmegerät eures Handys. Natürlich könnt ihr selbst entscheiden, ob ihr die Audiodatei speichert oder im Anschluss wieder löscht.

Je mehr du von deinem Gegenüber erfährst, desto tiefer wird eure Verbindung.

DIE PLANUNG

So soll unser Podcast heißen:

ANFANGSMODERATION

Die Anfangsmoderation übernimmt:

Notiz:

Wir wollen einander gegenseitig vorstellen.

INTERVIEW

Die Rolle des/der Interviewer:in übernimmt:

Notiz:

Wir wollen einander jeweils drei Fragen stellen.

ABSCHLUSSMODERATION

Die Abschlussmoderation übernimmt:

Notiz:

Auf unsere Social-Media-Kanäle verweisen ;)

Hier ist Platz für euren Entwurf
für die Anfangsmoderation:

INSPIRATION – INTERVIEW

Falls ihr Inspiration für das Interview braucht, haben wir euch auf dieser Seite ein paar Fragen zusammengestellt. Auf den folgenden Seiten ist Platz für eure eigenen Fragen.

?

Erzähl mir von einem schönen Moment aus deiner Kindheit, von dem du mir noch nie erzählt hast.

?

Hast du eine lustige Geschichte aus deiner Schulzeit parat?

?

Erzähl mir von einem prägenden Moment in deinem Leben.

?

Welches Kompliment hat dich besonders berührt?

?

Welche Reise ist dir besonders im Gedächtnis geblieben?

?

Hast du mal einen schweren Fehler begangen? Was hast du daraus gelernt?

DIESE FRAGEN MÖCHTE ICH

STELLEN:

FRAGE 1

FRAGE 2

FRAGE 3

DIESE FRAGEN MÖCHTE ICH

STELLEN:

FRAGE 1

FRAGE 2

FRAGE 3

Hier ist Platz für euren Entwurf
für die Abschlussmoderation:

UND JETZT VIEL
SPASS BEI EURER
PODCAST-FOLGE!

ZURÜCK IM HIER UND JETZT

Wie lautet der Titel eurer Podcast-Folge?

Wer von euch wäre eher ein:e Podcast-Moderator:in?

EURE SIEBTE DATE NIGHT

In der siebten Date Night geht es darum, entspannt einen Blick in die Zukunft zu werfen.

WO FINDET EUER DATE STATT?

Wir empfehlen:

- [ ] Zu Hause
- [ ] In der Natur
- [ ] An einem ruhigen und gemütlichen Ort
- [ ] Euer Wunschort: ....

An welchem Datum?

Um welche Uhrzeit?

Was wollt ihr tun, um eine schöne Atmosphäre zu kreieren?

#7

ZEITREISE

EUER BENEFIT:

Ihr lasst euch in entspannter Atmosphäre fallen und vertraut euch ganz den Worten eures Gegenübers an. Ihr werft einen Blick in eure Zukunft und kommt euren Wünschen auf die Spur.

In unserer von Umbrüchen geprägten Zeit ist es kaum möglich zu planen, wie das eigene Leben in fünf oder zehn Jahren aussehen wird. Wir können unserem Leben zwar eine Richtung geben, doch meistens kommt es sowieso anders, als wir es uns vorgestellt haben. Das kann schön und spannend sein. Ihr werft heute gemeinsam einen Blick in die Zukunft.

In dieser Date Night durchlebt ihr beide eine Traumreise und findet heraus, wo ihr in zwölf Monaten sein wollt. Ihr könnt die Traumreise abwechselnd für euer Gegenüber anleiten, oder ihr scannt den QR-Code und lasst euch von uns durch die Übung führen. Es liegt ganz bei euch. Haltet danach fest, was ihr während eurer Traumreise vor Augen hattet.

www.rowohlt.de/traumreise

Es müssen nicht die großen Träume sein, die das Leben bereichern, viel öfter sind es die kleinen Dinge des Alltags.

TRAUMREISE

Tipp: Lies die folgenden Zeilen ganz in Ruhe vor, lass dir Zeit und lege am Ende eines jeden Satzes eine Pause ein, damit dein Gegenüber Zeit hat, sich auf das Gesagte einzulassen. Nach jedem Absatz kannst du die Pause noch verlängern. Ihr habt keine Eile.

Herzlich willkommen zu deiner Reise in die Zukunft. Heute steigst du in die Zeitmaschine und begibst dich auf eine Traumreise.

Nimm zunächst eine bequeme und aufrechte Sitzhaltung ein, in der du dich wohlfühlst.

Lege beide Hände mit den Handflächen nach oben auf den Oberschenkeln ab.

Schließe langsam die Augen und komme ganz im Hier und Jetzt an.

Mit der nächsten Einatmung ziehst du die Schultern langsam hoch in Richtung Ohren. Mit der nächsten Ausatmung senkst du sie wieder ab.

Achte auf deinen Atem. Atme tief ein und wieder aus.

Nimm wahr, wie du hier in diesem Moment bist.

Spüre, wie du dich gerade fühlst. Bist du entspannt, oder gehen dir noch viele Gedanken durch den Kopf?

Du bist eingeladen, dich immer mehr zu entspannen. Deine Gedanken ziehen weiter, und du öffnest dein Herz für das, was du dir wünschst.

Stell dir vor, vor dir steht eine weiße, drei Meter große Zeitmaschine.

An der Eingangstür der Zeitmaschine befindet sich eine Anzeige mit einer Zahlentastatur. Tippe das Datum in genau einem Jahr ein.

Die Tür öffnet sich nahezu geräuschlos. Tritt in die Zeitmaschine ein und sieh dich in Ruhe um, während sich die Tür hinter dir schließt und deine Reise beginnt. Atme tief ein und wieder aus. Du gleitest durch Raum und Zeit.

Stelle dir jetzt vor, wo du in genau einem Jahr sein möchtest.

Du wirfst einen Blick auf die Datumsanzeige neben der Schleuse: Du bist angekommen.

Die Schleuse zur Außenwelt öffnet sich nahezu geräuschlos und gibt den Blick auf deine Zukunft frei.

Sieh dich in Ruhe um.

Du bist an einem Ort, der dich mit Zufriedenheit erfüllt. Was siehst du?

Menschen kommen auf dich zu. Es sind die Menschen, die dir wichtig sind und die dich im letzten Jahr auf deinem Weg begleitet haben. Wer ist bei dir?

Du siehst deine:n Partner:in und freust dich auf sie/ihn.

Was habt ihr im letzten Jahr Schönes erlebt?

Du gehst weiter und siehst dich in deinem zukünftigen Leben um. Du näherst dich dem Ort, an dem du arbeitest, und freust dich auf das, was dich dort erwartet.

Warum freust du dich? Was hast du in einem Jahr erreicht oder verändert?

Spüre in dich hinein und fühle, was du wirklich willst.

Was du siehst, erfüllt dich mit Freude.

Du gehst weiter und spürst deinen Körper, saugst die frische Luft tief ein und atmest wieder aus.

Du gelangst an den Ort, wo du dich am wohlsten fühlst.

Die Sonne wärmt dein Gesicht. Du fühlst dich stark und wohl in deiner Haut und genießt die Zeit, die ganz dir gehört.

Tauche völlig ein in dieses Erlebnis und bleibe noch für einige weitere Minuten nur bei dir.

Bereite dich nun langsam darauf vor, wieder ins Hier und Jetzt zurückzukehren.

Gehe zurück zur Zeitkapsel und gib an der Tür auf der Tastatur das heutige Datum ein.

Die Tür schließt sich hinter dir.

Atme tief ein und wieder aus. Du gleitest zurück durch Raum und Zeit.

Du wirfst einen Blick auf die Datumsanzeige neben der Schleuse: Du bist wieder zurück.

Die Tür der Zeitkapsel öffnet sich, und du kommst langsam im Hier und Jetzt an.

Nimm deinen Atem wahr. Atme noch mal tief ein und wieder aus.

Fange langsam an, die Finger zu bewegen, die Schultern zu kreisen.

Strecke dich und öffne die Augen.

Danke, dass du so mutig warst und einen Blick in die Zukunft gewagt hast.

Manchmal zeigt uns das Herz in der Stille, was wir wirklich wollen. Diese Traumreise hat dir hoffentlich gezeigt, wonach sich dein Herz sehnt. Setze dich nicht unter Druck, die Wünsche in die Tat umzusetzen. Diese Traumreise ist vielmehr eine Erinnerung daran, dass du längst weißt, wonach dein Herz sich sehnt.

Nehmt euch jetzt Zeit und sprecht über die Gedanken, die während der Traumreise aufgekommen sind.

Sprecht nach Abschluss der Traumreisen darüber, wie ihr beide Zukunftsvisionen zusammenführen könnt. Sprecht auch darüber, welche unterschiedlichen Zukunftsvisionen ihr habt und wie ihr euch dabei unterstützen könnt, diese zu erfüllen. Auf den folgenden Seiten ist Platz für eure Notizen.

DIESE SEITE FÜLLT .... AUS.

Halte auf dieser Seite schriftlich oder bildlich fest, was du auf deiner Traumreise gesehen hast. Nimm dir in einem ruhigen Moment die Zeit, die du brauchst.

Diesen Aspekt möchtest du in Angriff nehmen:

Was möchtest du tun, um deinem Wunsch näher zu kommen?

So kann dein Gegenüber dich unterstützen:

So könnte eine gemeinsame Zukunftsvision aussehen:

DIESE SEITE FÜLLT .... AUS.

Halte auf dieser Seite schriftlich oder bildlich fest, was du auf deiner Traumreise gesehen hast. Nimm dir in einem ruhigen Moment die Zeit, die du brauchst.

Diesen Aspekt möchtest du in Angriff nehmen:

Was möchtest du tun, um deinem Wunsch näher zu kommen?

So kann dein Gegenüber dich unterstützen:

So könnte eine gemeinsame Zukunftsvision aussehen:

ZURÜCK IM HIER UND JETZT

Hat euch während dieser Date Night etwas überrascht? Wenn ja, was war das?

Ihr wisst jetzt, an welchem Punkt ihr in zwölf Monaten gerne sein würdet. Damit ihr eure Vision nicht gleich wieder vergesst, könnt ihr ein kurzes Video drehen, oder ihr nehmt ein Sprachmemo mit eurem Handy auf, in welchem ihr in wenigen Sätzen davon berichtet. Schaut oder hört es euch doch in den kommenden Monaten ab und zu noch einmal an.

EURE ACHTE DATE NIGHT

In der achten Date Night geht es um Ehrlichkeit.

WO FINDET EUER DATE STATT?

Wir empfehlen:

- [ ] Zu Hause
- [ ] In der Natur
- [ ] Euer Wunschort: ....

An welchem Datum?

Um welche Uhrzeit?

Was wollt ihr tun, um eine schöne Atmosphäre zu kreieren?

#8

MAL GANZ EHRLICH

EUER BENEFIT:

Ihr gebt einander Raum, alles auszusprechen, was euch gerade durch den Kopf geht. In einem wertfreien Dialog können Sorgen, Ängste und Zweifel geteilt und dadurch kleiner werden. Wünsche und Ziele werden greifbar, sobald sie einmal angesprochen sind, und ihr könnt euch offen darüber austauschen.

Ehrlich mit den eigenen Sorgen und Wünschen umzugehen, darum dreht es sich in dieser Date Night. Ziel ist es, dass ihr euch miteinander verbunden fühlt, eure Gedanken teilt und schaut, was für Lösungsansätze ihr finden könnt.

Gestehe deinem Gegenüber zu, alles auszusprechen, was ihm gerade durch den Kopf geht, ohne zu bewerten und zu beurteilen. Dabei soll es nicht in erster Linie um eure Beziehung gehen, sondern um Themen, die euch als eigenständige Individuen beschäftigen.

Ehrlich zu teilen, wie es dir gerade geht, kann befreiend wirken.

SORGEN UND ZWEIFEL

AUF DEN FOLGENDEN SEITEN IST PLATZ FÜR EURE SORGEN UND ZWEIFEL. IHR KÖNNT SIE SCHRIFTLICH FESTHALTEN ODER DIREKT MIT EUREM GEGENÜBER TEILEN.

WIR HABEN EINIGE FRAGEN ZUSAMMENGESTELLT, DIE EUCH ALS INSPIRATION DIENEN KÖNNEN.

Gibt es etwas in deinem Alltag, das dich schon länger stört?

Gibt es etwas, das dich schon länger bedrückt?

Gibt es etwas, worüber du lange Zeit aus Angst geschwiegen hast?

Gibt es etwas, das du schon lange vor dir herschiebst?

DIESE SEITE FÜLLT .... AUS.

Notiere hier deine Sorgen und Zweifel oder teile sie mit deinem Gegenüber. Frage dich: Was ist die Ursache für die Sorgen und Zweifel? Könnt ihr darüber sprechen?

Was wünschst du dir jetzt in diesem Moment von deinem Gegenüber?

- [ ] Eine Umarmung
- [ ] Eine Bestärkung
- [ ] Einen Rat
- [ ] Das brauche ich: ....

DIESE SEITE FÜLLT .... AUS.

Notiere hier deine Sorgen und Zweifel oder teile sie mit deinem Gegenüber. Frage dich: Was ist die Ursache für die Sorgen und Zweifel? Könnt ihr darüber sprechen?

Was wünschst du dir jetzt in diesem Moment von deinem Gegenüber?

- [ ] Eine Umarmung
- [ ] Eine Bestärkung
- [ ] Einen Rat
- [ ] Das brauche ich: ....

WÜNSCHE UND ZIELE

AUF DEN FOLGENDEN SEITEN IST PLATZ FÜR EURE WÜNSCHE UND ZIELE. IHR KÖNNT SIE SCHRIFTLICH FESTHALTEN ODER DIREKT MIT EUREM GEGENÜBER TEILEN.

WIR HABEN EINIGE FRAGEN ZUSAMMENGESTELLT, DIE EUCH ALS INSPIRATION DIENEN KÖNNEN.

Was waren in letzter Zeit schöne Momente, die du wiederholen möchtest?

Worauf bist du besonders stolz?

Was sind deine beruflichen oder persönlichen Ziele?

Welches Gefühl möchtest du gerne öfter empfinden, und wann hattest du dieses Gefühl zuletzt?

DIESE SEITE FÜLLT .... AUS.

Notiere hier deine Wünsche und Ziele oder teile sie mit deinem Gegenüber. Frage dich: Was sind die Motive hinter den Wünschen und Zielen? Könnt ihr darüber sprechen oder sogar schon einen Plan entwickeln?

Was willst du konkret als Nächstes tun, um deine Wünsche und Ziele anzugehen?

DIESE SEITE FÜLLT .... AUS.

Notiere hier deine Wünsche und Ziele oder teile sie mit deinem Gegenüber. Frage dich: Was sind die Motive hinter den Wünschen und Zielen? Könnt ihr darüber sprechen oder sogar schon einen Plan entwickeln?

Was willst du konkret als Nächstes tun, um deine Wünsche und Ziele anzugehen?

ZURÜCK IM HIER UND JETZT

Wie fühlt ihr euch nach dieser Date Night?

Was braucht ihr jetzt?

- [ ] Einen Spaziergang
- [ ] Leckeres Essen
- [ ] Eine Umarmung
- [ ] ....

EURE NEUNTE DATE NIGHT

In der neunten Date Night geht es um eure Meinungen.

WO FINDET EUER DATE STATT?

Wir empfehlen:

- [ ] Zu Hause
- [ ] An einem ungestörten Ort
- [ ] Euer Wunschort: ……………………………

An welchem Datum?

Um welche Uhrzeit?

Was wollt ihr tun, um eine schöne Atmosphäre zu kreieren?

#9

DARÜBER SPRICHT MAN ~~NICHT~~

EUER BENEFIT:

Ihr lernt zu verstehen, wie der / die andere denkt und was diese:r für Ansichten hat. Das kann eure Beziehung deutlich vertiefen.

Es ist okay, nicht immer einer Meinung zu sein. Das ist der Leitsatz dieser Übung. In dieser Date Night werdet ihr euch in Diskussionsrunden zu mehr oder weniger kontroversen Fragen austauschen. Ihr sprecht außerdem über eure Finanzen.

Unterschiedliche Ansichten sind wertvoll, daraus entsteht meist etwas Neues.

DISKUSSIONSRUNDE

Wie sieht für euch ein idealer Sonntag aus?
Haltet eure Gedanken in Schlagworten auf dieser Seite fest.

Wie steht ihr zum Thema «Zeit am Bildschirm»? (Social Media, PC, Zocken)

Würdet ihr so weiterleben wie bisher, wenn ihr in der Lotterie gewinnen würdet? Wie sähe euer Leben aus?

In welche Zeit oder (Film-)Welt würdet
ihr gerne mal eintauchen?

Welches Schulfach sollte es eurer Meinung nach unbedingt geben?

Wovon sollte es mehr in der Welt geben?

Über Geld spricht man nicht?
Wie steht ihr selbst zum Thema Geld?

Für welche Themen würdet ihr euch einsetzen, wenn ihr die Chance hättet, einen Tag im Bundestag zu sprechen?

ZURÜCK IM HIER UND JETZT

Was habt ihr während dieser Date Night übereinander gelernt?

Liegt euch noch etwas auf dem Herzen?
Dann sprecht es jetzt aus.

EURE ZEHNTE DATE NIGHT

In der zehnten Date Night geht es um eure Träume.

WO FINDET EUER DATE STATT?

Wir empfehlen:

- [ ] Zu Hause
- [ ] Im Café
- [ ] Im Restaurant
- [ ] An einem ungestörten Ort
- [ ] Euer Wunschort: ....

An welchem Datum?

Um welche Uhrzeit?

Was wollt ihr tun, um eine schöne Atmosphäre zu kreieren?

#10

DEN HORIZONT ERWEITERN

EUER BENEFIT:

Ihr werft einen Blick in die Zukunft und könnt euch auf gemeinsame Abenteuer und Unternehmungen freuen.

Schöne Erinnerungen schaffen, den Kopf freibekommen oder über sich selbst hinauswachsen. All das kann passieren, wenn wir neue Orte erkunden oder etwas tun, was wir noch nie getan haben. Eines ist sicher: Ihr erweitert euren Horizont. In dieser Date Night überlegt ihr, wie ihr euren Horizont erweitern könnt, plant euren Wunschurlaub und einen Date Day.

Behaltet die Gewohnheit der Date Nights bei und lernt euch stets neu kennen.

NEUES WAGEN

Was sind eure Top-3-Reiseziele, die ihr in naher Zukunft bereisen wollt, egal wie weit entfernt sie auch liegen mögen?

Könntet ihr euch vorstellen, für eine Zeit lang in einem anderen Land zu leben?

Wenn ja, wo?

Welches Abenteuer möchtet ihr unbedingt mal erleben?

Welche Sprache möchtet ihr gerne noch besser oder
ganz neu erlernen?

Welche Fähigkeit möchtet ihr gerne weiter ausbauen oder
neu erlernen?

Welches Gericht aus einer anderen Kultur würdet ihr
gerne probieren?

Auf welche Weise möchtet ihr bald wieder so richtig abschalten
und entspannen?

EUER NÄCHSTER URLAUB

Nur ihr zwei. Euer nächster Urlaub steht vor der Tür…

Wohin soll es gehen?

Wie soll eure Unterkunft aussehen?

Wie soll das Klima dort sein? Wollt ihr eher in kühlere oder wärmere Gefilde reisen?

Was wollt ihr in eurem Traumurlaub erleben?

In welcher Atmosphäre wollt ihr euch wiederfinden?

Was wollt ihr dort essen und trinken?

Was braucht ihr, um diesen Urlaub umzusetzen?

Wie könnt ihr diese Mittel beschaffen?

EUER DATE DAY

Ein Tag. Nur ihr beide. Das Datum und die gemeinsame Aktivität legt ihr fest. Auf den folgenden Seiten sammelt ihr Ideen, um euren Date Day zusammenzustellen. Viel Spaß!

GERICHTE, DIE IHR GERNE ZUSAMMEN ESST:

Frühstück:

Mittag:

Abendessen:

AKTIVITÄTEN UND DATE-IDEEN, DIE IHR GERNE IN DIE TAT UMSETZEN WÜRDET:

→

→

→

→

→

→

→

→

→

→

Auch Dinge und Aufgaben, die ihr schon lange vor euch herschiebt, können Teil eines erfüllenden Date Days werden, zum Beispiel endlich das Schlafzimmer in eurer Lieblingsfarbe zu streichen, den Balkon zu verschönern oder die Sitzecke im Garten anzulegen. Euch fällt bestimmt etwas ein:

DATE-DAY-PLANUNG

Holt eure Terminplaner raus! Wann habt ihr beide Zeit für einen entspannten Date Day? Tragt ihn hier und in eure Kalender ein.

Unser Date Day findet statt am:

Sucht euch eine Idee oder mehrere aus, die ihr an eurem Date Day umsetzen wollt. Schreibt diese hier auf:

Was dürft ihr für euren gemeinsamen Tag noch vorbereiten?
Wer kümmert sich um die Umsetzung?

ZURÜCK IM HIER UND JETZT

Benennt je eine Sache, die ihr angehen wollt, um euren Horizont zu erweitern.

Dankt einander, dass ihr euch Zeit für diese zehn Date Nights genommen habt.

IHR KÖNNT STOLZ AUF EUCH SEIN!

In zehn Date Nights habt ihr euch verschiedenen wichtigen Themen gestellt, eure Verbindung gestärkt und euch noch besser kennengelernt.

Wir wünschen euch weitere tolle Date Nights und eine lebendige Beziehung!

Folgt uns gerne auf Social Media (@nodramaclub), um keine weiteren Bücher zu verpassen.

PS: Wenn ihr noch mehr wollt: Auf den folgenden Seiten schenken wir euch eine Idee für eine Bonus-Date-Night und ein paar Seiten zur Reflexion.

DAS HAT DIESES BUCH MIT UNS GEMACHT:

BONUS

DURCH DICK UND DÜNN: DIE DATE-NIGHT-ABENDROUTINE

EUER BENEFIT:

Ihr nehmt euch im Alltag einen kurzen Moment der Ruhe, um den Tag Revue passieren zu lassen, und seid in Verbindung mit eurem/eurer Partner:in.

Über Themen sprechen, die euch bewegen, das habt ihr in diesem Buch schon oft getan. Gespräche können eine befreiende und verbindende Wirkung haben – für euch persönlich wie auch für eure Beziehung. Deshalb habt ihr nun die Möglichkeit, genau das zur Gewohnheit werden zu lassen.

Sprecht an zehn aufeinanderfolgenden Tagen über Themen, die euch beschäftigt haben, oder schreibt einander, was euch bewegt hat und seid füreinander da.

Es wird nicht immer leicht sein. Haltet zusammen.

TAG 1

Wie fühlt ihr euch in diesem Moment?

FREUDVOLL	MÜDE
ÄNGSTLICH	ICH WEISS ES NICHT
WÜTEND	DAS FÜHLE ICH:
ENTSPANNT	....

Was hat euch heute bewegt?

Was braucht ihr gerade?

UMARMUNG	SCHLAF
RATSCHLAG	DAS BRAUCHE ICH:
EINFACH NUR ZUHÖREN	....

TAG 2

Wie fühlt ihr euch in diesem Moment?

FREUDVOLL

ÄNGSTLICH

WÜTEND

ENTSPANNT

MÜDE

ICH WEISS ES NICHT

DAS FÜHLE ICH:

....

Was hat euch heute bewegt?

Was braucht ihr gerade?

UMARMUNG

RATSCHLAG

EINFACH NUR ZUHÖREN

SCHLAF

DAS BRAUCHE ICH:

....

TAG 3

Wie fühlt ihr euch in diesem Moment?

FREUDVOLL	MÜDE
ÄNGSTLICH	ICH WEISS ES NICHT
WÜTEND	DAS FÜHLE ICH:
ENTSPANNT	…………………………

Was hat euch heute bewegt?

Was braucht ihr gerade?

UMARMUNG	SCHLAF
RATSCHLAG	DAS BRAUCHE ICH:
EINFACH NUR ZUHÖREN	…………………………

TAG 4

Wie fühlt ihr euch in diesem Moment?

FREUDVOLL

ÄNGSTLICH

WÜTEND

ENTSPANNT

MÜDE

ICH WEISS ES NICHT

DAS FÜHLE ICH:

....

Was hat euch heute bewegt?

Was braucht ihr gerade?

UMARMUNG

RATSCHLAG

EINFACH NUR ZUHÖREN

SCHLAF

DAS BRAUCHE ICH:

....

TAG 5

Wie fühlt ihr euch in diesem Moment?

FREUDVOLL	MÜDE
ÄNGSTLICH	ICH WEISS ES NICHT
WÜTEND	DAS FÜHLE ICH:
ENTSPANNT	....

Was hat euch heute bewegt?

Was braucht ihr gerade?

UMARMUNG	SCHLAF
RATSCHLAG	DAS BRAUCHE ICH:
EINFACH NUR ZUHÖREN	....

TAG 6

Wie fühlt ihr euch in diesem Moment?

FREUDVOLL	MÜDE
ÄNGSTLICH	ICH WEISS ES NICHT
WÜTEND	DAS FÜHLE ICH:
ENTSPANNT	....

Was hat euch heute bewegt?

Was braucht ihr gerade?

UMARMUNG	SCHLAF
RATSCHLAG	DAS BRAUCHE ICH:
EINFACH NUR ZUHÖREN	....

TAG 7

Wie fühlt ihr euch in diesem Moment?

FREUDVOLL

ÄNGSTLICH

WÜTEND

ENTSPANNT

MÜDE

ICH WEISS ES NICHT

DAS FÜHLE ICH:

....

Was hat euch heute bewegt?

Was braucht ihr gerade?

UMARMUNG

RATSCHLAG

EINFACH NUR ZUHÖREN

SCHLAF

DAS BRAUCHE ICH:

....

TAG 8

Wie fühlt ihr euch in diesem Moment?

FREUDVOLL	MÜDE
ÄNGSTLICH	ICH WEISS ES NICHT
WÜTEND	DAS FÜHLE ICH:
ENTSPANNT	....

Was hat euch heute bewegt?

Was braucht ihr gerade?

UMARMUNG	SCHLAF
RATSCHLAG	DAS BRAUCHE ICH:
EINFACH NUR ZUHÖREN	....

TAG 9

Wie fühlt ihr euch in diesem Moment?

FREUDVOLL

MÜDE

ÄNGSTLICH

ICH WEISS ES NICHT

WÜTEND

DAS FÜHLE ICH:

ENTSPANNT

....

Was hat euch heute bewegt?

Was braucht ihr gerade?

UMARMUNG

SCHLAF

RATSCHLAG

DAS BRAUCHE ICH:

EINFACH NUR ZUHÖREN

....

TAG 10

Wie fühlt ihr euch in diesem Moment?

FREUDVOLL

MÜDE

ÄNGSTLICH

ICH WEISS ES NICHT

WÜTEND

DAS FÜHLE ICH:

ENTSPANNT

....

Was hat euch heute bewegt?

Was braucht ihr gerade?

UMARMUNG

SCHLAF

RATSCHLAG

DAS BRAUCHE ICH:

EINFACH NUR ZUHÖREN

....

Wie habt ihr euch in den letzten zehn Tagen eurer Beziehung gefühlt?

Was habt ihr in den letzten zehn Tagen über eure Beziehung gelernt?

Wie war es für euch, am Ende eines jeden Tages über eure Gefühle zu sprechen?

DATE-NIGHT-REVIEWS

EUER BENEFIT:

Ihr findet heraus, welche Art Dates euch gefallen und was ihr gerne öfter machen wollt.

Sicherlich werdet ihr in naher Zukunft viele weitere Date Nights erleben. Dabei wollen wir euch noch ein Stück des Wegs begleiten.

Auf den folgenden Seiten verfasst ihr eure ganz persönlichen Date-Night-Reviews. Sobald ihr eine Date Night erlebt habt, könnt ihr festhalten, wie sie euch gefallen hat.

Viel Spaß bei euren Date Nights!

Die besten Date Nights sind die, die ihr auch euren Freund:innen empfehlen würdet.

EURE DATE-NIGHT-REVIEW

Wie ist eure Date Night verlaufen? Tragt eure Erfahrungen auf den folgenden Seiten ein.

Datum:

Ort der Date Night:

Atmosphäre:

Aktivität:

GESAMTERLEBNIS:

☆ ☆ ☆ ☆ ☆

Datum:

Ort der Date Night:

Atmosphäre:

Aktivität:

GESAMTERLEBNIS:

☆ ☆ ☆ ☆ ☆

Datum:

Ort der Date Night:

Atmosphäre:

Aktivität:

GESAMTERLEBNIS:

☆ ☆ ☆ ☆ ☆

Datum:

Ort der Date Night:

Atmosphäre:

Aktivität:

GESAMTERLEBNIS:

☆ ☆ ☆ ☆ ☆

Datum:

Ort der Date Night:

Atmosphäre:

Aktivität:

GESAMTERLEBNIS:

☆ ☆ ☆ ☆ ☆

Datum:

Ort der Date Night:

Atmosphäre:

Aktivität:

GESAMTERLEBNIS:

☆ ☆ ☆ ☆ ☆

Datum:

Ort der Date Night:

Atmosphäre:

Aktivität:

GESAMTERLEBNIS:

☆ ☆ ☆ ☆ ☆

Datum:

Ort der Date Night:

Atmosphäre:

Aktivität:

GESAMTERLEBNIS:

☆ ☆ ☆ ☆ ☆

Datum:

Ort der Date Night:

Atmosphäre:

Aktivität:

GESAMTERLEBNIS:

☆ ☆ ☆ ☆ ☆

Datum:

Ort der Date Night:

Atmosphäre:

Aktivität:

GESAMTERLEBNIS:

☆ ☆ ☆ ☆ ☆

Datum:

Ort der Date Night:

Atmosphäre:

Aktivität:

GESAMTERLEBNIS:

☆ ☆ ☆ ☆ ☆

Datum:

Ort der Date Night:

Atmosphäre:

Aktivität:

GESAMTERLEBNIS:

☆ ☆ ☆ ☆ ☆

EIN GESCHENKTER GEDANKE

JEDE BEZIEHUNG ...

IST EINZIGARTIG UND AUF IHRE
EIGENE WEISE BESONDERS,

HÄLT GANZ EIGENE
HERAUSFORDERUNGEN BEREIT UND IST
VON HÖHEN UND TIEFEN GEPRÄGT,

DARF AUF IHRE UREIGENE ART
EINE GESUNDE UND GLÜCKLICHE
BEZIEHUNG SEIN,

LEBT VON OFFENHEIT, KOMMUNIKATION
UND KOMPROMISSBEREITSCHAFT,

KANN AUF VERSCHIEDENE ARTEN
GELEBT UND ERFAHREN WERDEN ...

JEDE BEZIEHUNG IST VOLLER LIEBE ...

SO AUCH EURE!

Weitere Bücher von No Drama Club:

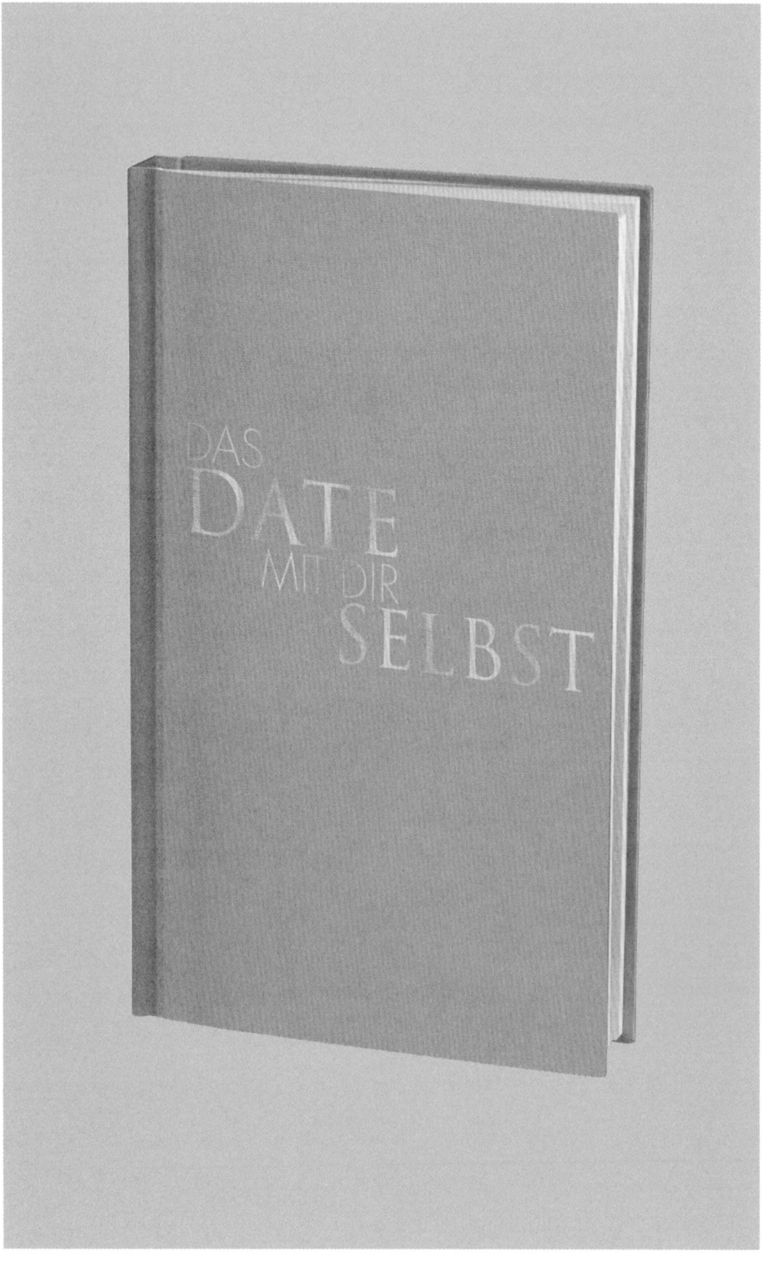

DAS DATE MIT DIR SELBST

VON TOM BOBSIEN

«Schenke dir Zeit mit dir selbst. Werde dir deiner Stärken, deiner Werte und deiner Einzigartigkeit bewusst. Verstehe, was und wer dein Leben prägt oder geprägt hat. Erkenne deine Potenziale und gehe deinen eigenen Weg.»

«Das Date mit dir selbst» ist ein Reflexionsbuch mit 24 spannenden Übungen, die verblüffende Erkenntnisse bereithalten. Dieses Buch hilft dir dabei, innezuhalten und der Überforderung des medialen Alltags etwas entgegenzusetzen, dich ganz bewusst nicht ablenken zu lassen, sondern dich auf dich selbst zu konzentrieren. Die Idee von «Das Date mit dir selbst» ist es, weniger zu scrollen und stattdessen zu reflektieren. Eine ehrliche und emotionale Verabredung mit dir selbst, um dem Wirrwarr der Möglichkeiten und äußeren Einflüsse zu entkommen und deinen eigenen Weg zu erkennen.

Weitere Bücher von No Drama Club:

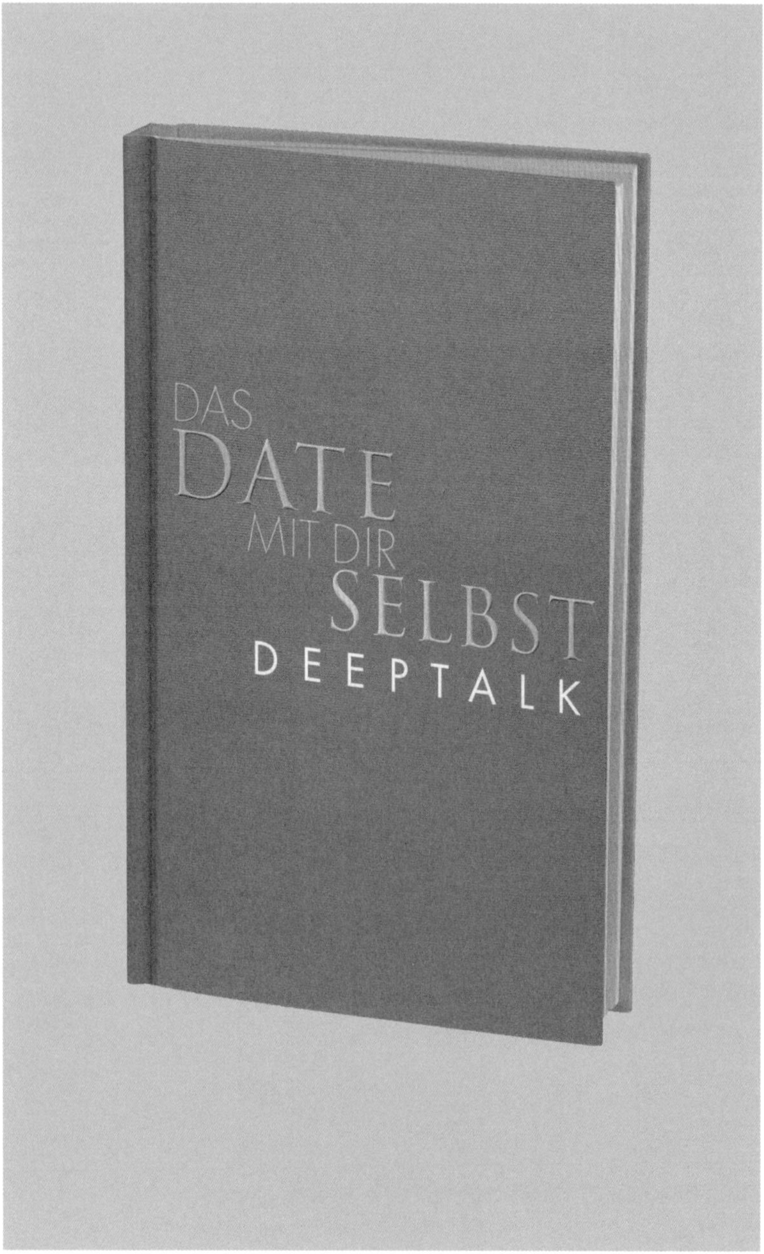

DAS DATE MIT DIR SELBST – DEEPTALK

VON TOM BOBSIEN

«Vergleiche dich nicht mit andern, sondern gehe deinen eigenen Weg. Deine größte Weisheit liegt in dir. Du kennst dich selbst besser als jede andere Person. Nur du weißt, was dich erfüllt und glücklich macht.»

«Das Date mit dir selbst – Deeptalk» hält eine Menge neuer Erkenntnisse bereit, die überraschen. Dich erwarten 23 Übungen, durch die du mehr Klarheit in den Lebensbereichen Gesundheit, Liebe und Karriere gewinnst. Die kleinen Glücksmomente im Alltag wertschätzen, sich der eigenen Gesundheit widmen, erkennen, wie tiefe Bindungen entstehen und gestärkt werden können, die berufliche Laufbahn und die eigenen Finanzen auf Vordermann bringen – das sind nur einige der Bereiche, die durch dieses Buch klarer werden. Dabei geht es nicht darum, dass du dich optimierst, sondern dass du deine eigene Wahrheit lebst und Verantwortung für dein Leben übernimmst. Viel Freude beim Deeptalk auf deinem nächsten Date mit dir selbst!